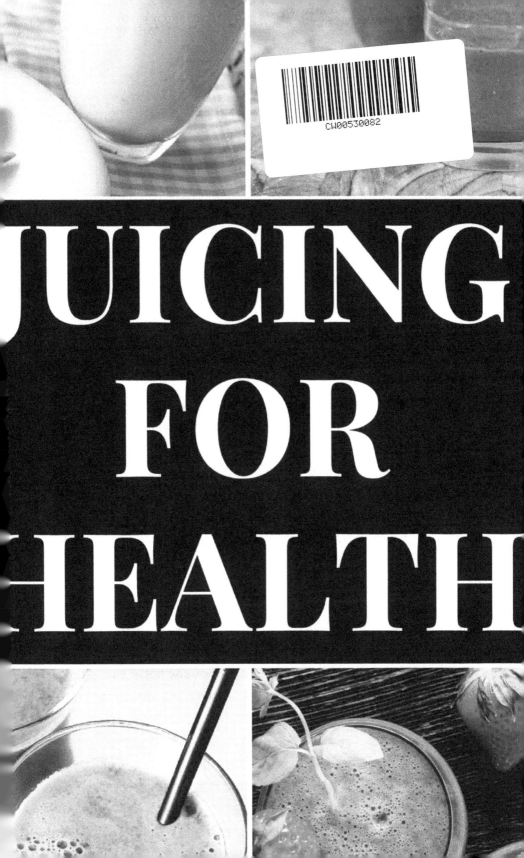

JUICING FOR HEALTH

amientas:

ición de cucharas

iillo

dera

o de agua (opcional)

dor

elera (opcional)

dor de verduras (opcional)

adora

imidor

nos consejos antes de empezar:

1. Lávate todo primero. Si usas frutas y verduras orgánicas, puedes mantener la p
   algunas frutas y verduras puestas. Las pieles obvias a evitar son kiwi, mango, p
   etc. Usa el sentido común aquí. Si no usas ingredientes orgánicos, pela todas la
   verduras que tienen piel.

2. Corta tus ingredientes en trozos que caben en tu exprimidor. Para batidos, cór
   trozos más pequeños.

3. Al hacer batidos, usa la licuadora a baja velocidad para que el calor que crea n
   algunas de las enzimas importantes de tus frutas y verduras.

4. Cuando una receta requiere leches de nuez, jugo de granada, agua de coco y s
   haz tu mejor esfuerzo para que estén frescas. Las versiones comerciales han si
   pasteurizadas a altas temperaturas y están desprovistas de muchos de los incr
   nutrientes que abundan en el producto fresco.

5. Beba sus jugos y batidos tan pronto como sea posible, para obtener la mejor n
   de ellos. Si es absolutamente necesario, conservar en la nevera hasta un día er
   recipiente de vidrio hermético lleno hasta la parte superior (los frascos de alba
   funcionan bien). Si su tiempo es muy limitado, puede hacer varios jugos a la ve
   congelarlos inmediatamente. Descongela en la nevera individualmente, cuand
   listo para beberlos.

6. Mantenga sus verduras en bolsas de plástico separadas en la nevera, y no las ł
   que las use. De esta manera durarán más tiempo sin cojear. Como regla gener
   frutas y verduras son más fáciles de exprimir cuando son frescas y "crujientes"
   verdes y hierbas en particular.

7. Las hierbas se pueden almacenar en la nevera con los tallos dentro del vidrio c
   (al igual que lo haría con las flores), y las hojas cubiertas con una bolsa de plás

tas recetas no están en piedra. Añade los sabores que disfrutas y deja fuera a los c funcionan para ti. Las porciones también variarán dependiendo del tamaño y la lidad de las frutas y verduras que compres, y del exprimidor que tengas. Así que éntase libre de ajustar las cantidades que las recetas requieren para obtener una rción de jugo que se siente bien para usted.

anto menos dulce sea tu jugo, mejor será para ti. Está bien si tienes que empezar s jugos más dulces, pero trata de trabajar lentamente tu camino a una proporción (tres porciones de verduras por cada porción de fruta).

y varios tipos de exprimidores, y cualquiera de ellos funciona bien para empezar a cer jugos. Sin embargo, hay algunos tipos que funcionan mejor que otros: empeza r un exprimidor de doble marcha, seguido de un exprimidor masticador, y por últi exprimidor centrífugo. También tienden a ser valorados de acuerdo a la calidad, a e tenga en cuenta que si el dinero es un problema.

bla de contenidos

eliz

ngrienta María

l metabolismo

Verde

tioxidante

pera

opical

ión de melón

e la lechuga

pomelo verde

lcio

ngibre y melón

rer

rdes

-Limonada Paletas

naranja tropical

ger Paletas

ango, maíz y frijoles negros

esas De Pulpa

per de fibra

pulpa de jugo

lpa

tariana

de frutas

Las recetas

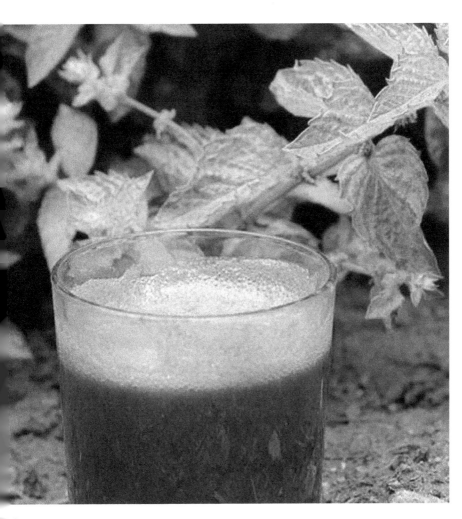

⁴tes

ˡhojas de lechuga
 roja
cáscara exterior removida
₂ hojas de menta

ˡyuda a aliviar las náuseas y dolores de cabeza y puede aliviar la congestión. También
depresión y la fatiga. El limón también es beneficioso para la digestión y está lleno d
La lechuga tiene propiedades para combatir el cáncer y nutrientes que son importan
ˡel sana.

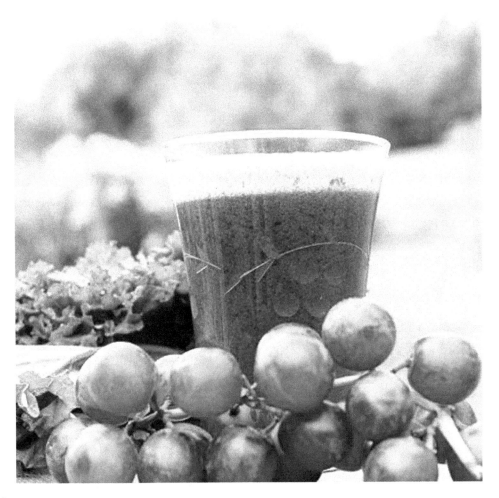

tes

col rizada

e 1 pulgada pelado
pelado
vas rojas

a es una rica fuente de vitamina K, betacaroteno, vitamina C y muchos otros nutrien
proceso funcione un poco más suave, empuje la col rizada con una cuña de manzan
ez, durante todo el proceso de jugo. El jengibre es ideal para la digestión y le dará un
e energía.

edientes

nolacha
ranja
ibre de 1 pulgada

aíces de remolacha contienen calcio, azufre, hierro, potasio, colina, betacaroteno y vit
omo importantes antioxidantes para combatir el cáncer. Las naranjas están llenas de
e le dará energía extra para comenzar su día. El jengibre es útil para la digestión.

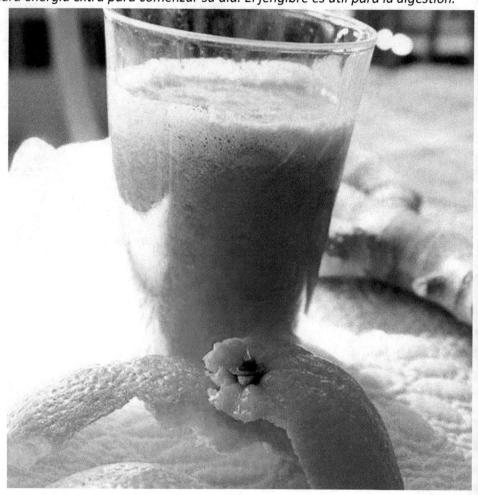

ntes

: col rizada

as

ingredientes de este jugo son útiles para desintoxicar su sistema y para bajar de peso.
go lentamente en lugar de desayuno o almuerzo para darle un poco de descanso a su
gestivo. Si está haciendo una desintoxicación durante un día o más, alterne esta bebia
ugos a base de vegetales.

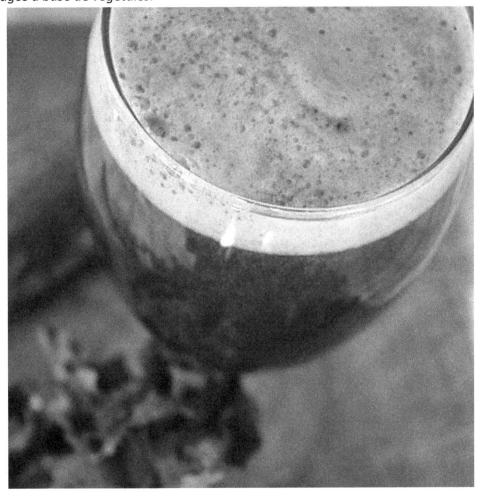

efrescador de pepino

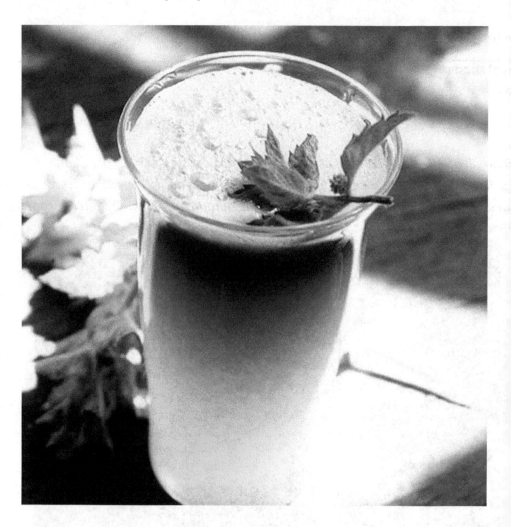

edientes

pinos

nzanas

a de hojas frescas de menta

es un delicioso jugo hidratante para los días calurosos. Los pepinos son ideales para t
y cabello, y las manzanas son maravillosas para casi cualquier cosa que te aqueja. Lo
a el sistema digestivo y te da energía.

de jengibre de zanahoria

ntes

ias medianas
e 1 pulgada pelado
lado

orias tienen un efecto alcalinizante en la sangre y calmar el sistema nervioso y el sister
También son ricos en vitamina A, un antioxidante que une los radicales libres. El jengi
digestión.

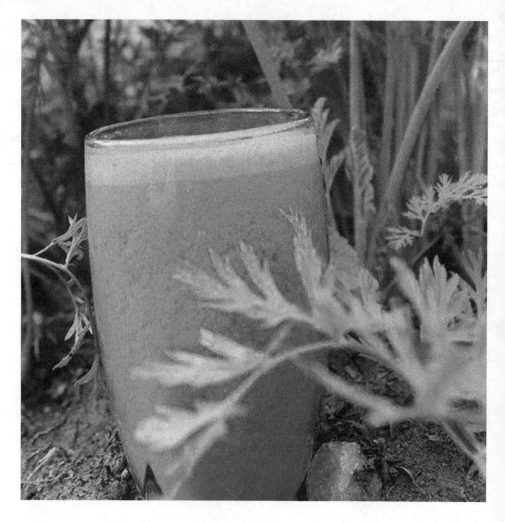

edientes

ahorias medianas

ra

los de apio

demostrado que las peras reducen el riesgo de desarrollar asma y ayudan a preven
tómago. El apio ayuda a restaurar los electrolitos e incluso puede reducir la gravedad
añas.

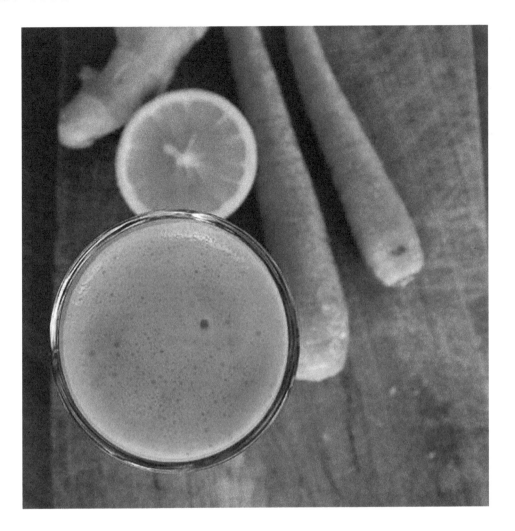

ntes

as medianas

e 1 pulgada

s ideal para beber a temperatura ambiente cuando se siente un frío que se enciende.
y los cítricos están llenos de vitamina C, que fortalece el sistema inmunitario. El jeng
gestión y contiene poderosos antioxidantes.

ción para limpiar la piel

edientes

- ahorias
- as de espinacas o col rizada
- nzana
- pino
- o de apio
- ibre de 1 pulgada

anahorias contienen mucha vitamina A, que ayuda a mantener las células de la piel. L horias, las verduras oscuras y frondosas y las manzanas contienen betacaroteno, que ra el daño de la piel. Pepino contiene silicio, un mineral que el cuerpo utiliza para mejc las uñas y el cabello. El jengibre ayuda a calmar la digestión, que a su vez mejorará el

juvenil

ntes

e repollo
ias
le 1 pulgada

contiene selenio, lo que ayuda a retrasar el proceso de envejecimiento. El betacaroten
s y repollo le dará a tu piel un brillo juvenil. ¡Y el jengibre te dará un impulso de energí

plosión de energía

edientes

pinos
a de brotes (alfalfa, trébol o brócoli)
nojo de perejil
bre de 1 pulgada

es están llenos de enzimas que ayudan en la digestión, lo que significa que su cuerpo t
energía para todo lo demás! También contienen proteínas de la más alta calidad, que
e convertir fácilmente en energía. El perejil y el jengibre también proporcionan un imp
gía.

nada verde delgada

ntes

as

col rizada

e menta (opcional)

y limones se han demostrado para ayudar a promover la pérdida de peso. La col rizac
a más nutrición por calorías que casi cualquier otro vegetal.

monada de fresa

edientes

- ones
- nzanas
- as de fresas
- taza de menta (opcional)
- as de agua

esta receta, exprima todos los ingredientes y luego agregue el agua hasta que esté b
clada.

imones y fresas son muy altos en vitamina C, proporcionando energía y fortaleciendo
inológico.

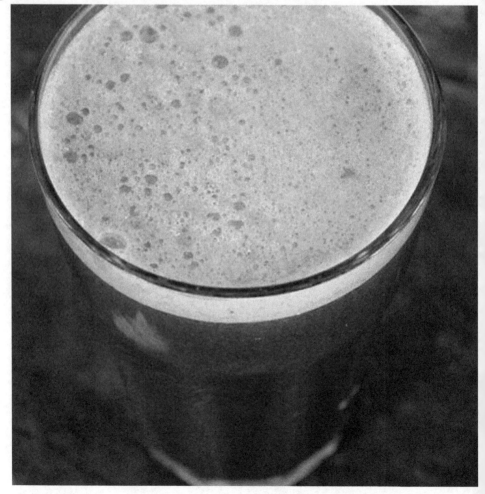

iosos mechones de jugo de pelo

ntes

ias

pepino combinada con los compuestos de vitamina A y beta en las zanahorias y el udará a que el cabello crezca más rápido y saludablemente.

ece el milagro del cabello

edientes

pinos
a de bayas, de cualquier tipo
nahorias
ón
nzanas

ice en pepino fomenta el crecimiento del cabello. Las bayas contienen antioxidantes q
entan la circulación en el cuero cabelludo, estimulando el crecimiento del cabello, y la:
aranja, como las zanahorias, contienen betacaroteno, también útil para cerraduras de

ntes

as

e apio

on cáscara

ina o naranja pequeña pelada

n el apio ayuda a calmar los nervios y reducir la presión arterial. Se ha demostrado qu

e el jugo de limón reduce el estrés y la depresión.

áster de artritis

edientes

ranja
a de cerezas
nahorias
melón
los de apio
ibre de 1 pulgada
charada de aceite de oliva virgen extra

ima los primeros seis ingredientes y luego agregue el aceite de oliva.

ta carotenoide que se encuentra en zanahorias y melón es un potente antioxidante qu
lamación. Un antioxidante relacionado, beta-criptoxantina, que se encuentra en las n
ce el riesgo de artritis inflamatoria. Las naranjas también contienen mucha vitamina (
cial para el colágeno, que es necesario para el cartílago saludable. Las cerezas contier
cianinas, antioxidantes que inhiben la producción de productos químicos inflamatorio
oo. El jengibre contiene fitonutrientes que funcionan de manera similar a algunos
camentos antiinflamatorios. El apio contiene poliacetileno y luteolina, que combaten
matoria. El aceite de oliva contiene oleocanthal, otro potente antiinflamatorio.

drador

ntes

 verduras mixtas

os

 apio

e menta

ngredientes de este jugo son conocidos por ser particularmente hidratantes. Esta es u
a para los días calurosos o para antes de una clase de yoga caliente. Si lo desea, agre
ado al jugo.

rciopelo rojo

edientes

- molacha
- nahorias
- los de apio
- nzana

emolachas y las zanahorias están llenas de vitamina A, que es importante para la visi
miento celular y un sistema inmunitario saludable. El apio ayuda a restaurar los electr
erpo, por lo que es una buena opción después de un entrenamiento o un malestar est

olacha tropical

ntes

ha

trozos de piña

achas contienen minerales que fortalecen el hígado y la vesícula biliar, además de una
taminas importantes. Las piñas están llenas de vitamina C, que fortalece el sistema
o.

ulce satisfacción

edientes

atata pelada
nzanas
ahorias
as de verduras mixtas

atatas son una fuente aún más rica de vitamina A que las zanahorias, por lo que este para la salud de la piel. La batata también contiene vitamina E, sorprendentemente s ojas oscuras también contienen vitamina A, así como colina y hierro.

de césped delicioso

ntes

pasto de trigo
fresas
de diente de León (opcional)

ss contiene altas concentraciones de antioxidantes, tiene propiedades antiinflamatori
te para la desintoxicación, y ayuda a combatir las infecciones bacterianas. Las fresas s
tamina C, fortaleciendo el sistema inmunológico y aumentando los niveles de energía.
iente de León ayudan a desintoxicar la pista digestiva y están llenas de antioxidantes
.

randero de úlceras

edientes

- ahorias
- as de repollo
- aza de brócoli
- nte de ajo
- os frescos

be que el jugo de repollo ayuda a curar las úlceras. El brócoli ayuda a combatir las ba stómagos que producen úlceras, y el ajo es especialmente útil en la curación de úlcera enen del consumo de alcohol. Los higos ayudan a prevenir el estreñimiento, una de la s úlceras.

he morado

ntes

ha (raíz y verdes)

e repollo 1/4

uvas rojas o verdes

perejil

chas y el repollo son vegetales guerreros del cáncer. También son buenos para la salu gual que los pepinos. Las uvas tienen propiedades antiinflamatorias, y el perejil ayuda

edientes

ra
a de perejil
los de apio
pino
ibre de 1 pulgada

peras ayudan a limpiar el colon y aliviar el estreñimiento. El apio, el perejil y el jengibre
fician la digestión.

ntes

apio
perejil y/o albahaca

es contienen licopeno, que ayuda a combatir varios tipos de cáncer. El B3 en tomates
s beneficioso para reducir el colesterol. El apio, el perejil, la albahaca y el limón son
os para la digestión.

cura del metabolismo

edientes

pinos
os de apio
a de cilantro
nzana de herrero de abuelita
ón
niento jalapeño (eliminar semillas para menos especias) o un chorrito de cayena

epinos contienen azufre y silicio, oligoelementos que ayudan a quemar grasa y, al igu
el alto contenido de agua ayuda a hidratarlo, disminuyendo la hinchazón. El limón au
bolismo, al igual que los alimentos picantes como los pimientos picantes.

ntes

 col rizada

uvas

nanzana

e pasto de trigo o brotes

e más nutrición por calorías que casi cualquier otro vegetal. Como un antiinflamatorio ontra el cáncer, refuerzo inmune, e incluso un antidepresivo, kale es realmente un ento! Las uvas son antiinflamatorias y están llenas de antioxidantes que estimulan el munitario. El jugo de limón y la hierba de trigo o los brotes proporcionan una explosió energía.

ebre antioxidante

edientes

a de arándanos
a de cerezas
nzanas

danos, cerezas y manzanas están llenos de antioxidantes. Los tres también son nflamatorios, que pueden ayudar con una amplia gama de condiciones, incluyendo ar crónico, enfermedades cardíacas e incluso depresión.

ntes

e fresas o frambuesas

en las peras es un tipo de fibra que no se pierde cuando la fruta se exprime, por lo qu
a la salud del colon. Las peras también contienen antioxidantes que protegen contra e
ento cerebral. Las bayas también están llenas de antioxidantes.

onche tropical

edientes

ngos pelados
a de piña
a de bayas, de cualquier tipo

nangos son una buena fuente de vitamina C, vitamina A y quercetina, que ayuda a prc
ra el cáncer. La piña contiene mucha vitamina C y la enzima bromelina, que reduce la
mación y apoya la función digestiva. Las bayas están llenas de antioxidantes.

escador de melón

ntes

a mediana, sólo carne

, sólo carne

hojas de menta

contiene vitamina A, B1, B6 y C. Su alto contenido de agua lo hace increíblemente
y refrescante. El melón es alto en vitamina A y C y contiene vitamina B1, B6 y potasio
reducir la ansiedad y la depresión, y ayudan a combatir el cáncer intestinal y de piel, a
ataratas. Las hojas de menta refrescaron el aliento y calmaron el estómago.

nante de la lechuga

edientes

- as de lechuga
- pino
- nzana
- a de perejil
- ón

chuga romana, en particular, contiene clorofila, que energiza y construye hemoglobin
re. También es alta en vitamina A. El silicio tanto en lechuga como en pepinos benefic
llo, la piel y las uñas. El perejil y el limón son buenos para la digestión.

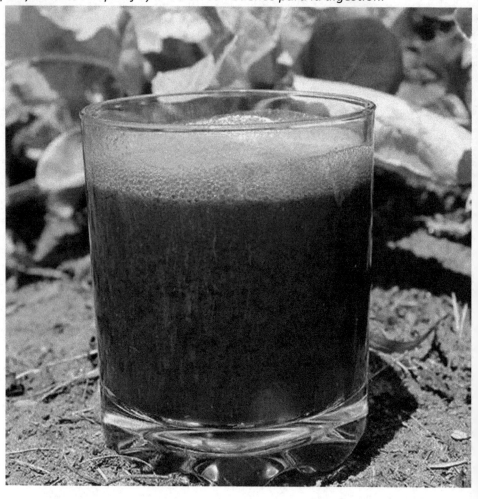

eye

ntes

espinacas
a
apio

e 1 pulgada

a es buena para la salud cardiovascular y los huesos fuertes, entre otras cosas. El jugo
proporciona vitamina C y antioxidantes. El jugo de apio tiene un efecto alcalinizante e
yuda a combatir el cáncer.

eleite de pomelo verde

edientes

- melo
- nzana
- as de col rizada
- pino
- a

jo de pomelo contiene mucha vitamina C, que ayuda a prevenir los resfriados y la grip
avanoides ayudan a detener la propagación del cáncer de mama y a reducir la retenci
y la hinchazón de las piernas durante el embarazo. Los pomelos también contienen u
quema grasa y ayudan a alcalinizar el cuerpo y mejorar la digestión. Las manzanas
orcionan vitamina C y antioxidantes, y la col rizada combate la inflamación y aumento
ma inmunológico, entre muchas otras cosas buenas.

Berry

ntes

fresas
arándanos
frambuesas o moras

anos y moras contienen antocianinas, antioxidantes que protegen las paredes de las
el daño causado por los radicales libres. Las moras también son beneficiosas para la pi
están llenas de vitamina C y antioxidantes que protegen el cerebro.

ey del Calcio

edientes

- nahorias
- ranjas
- nzanas
- ón

que muchas verduras de color verde oscuro son altas en calcio, también son altas en h
evita la absorción de calcio. Zanahorias, naranjas y manzanas contienen buenas canti
o sin tanto hierro. Las zanahorias también son ricas en vitamina K, lo que ayuda con l
rción de calcio.

ntes

e 1 pulgada

yuda a reducir la ansiedad y la depresión, y ayuda a combatir el cáncer intestinal y de
as cataratas. El jengibre es excelente para la digestión.

us Clearer

edientes

ranja
ón
a de piña
ibre de 1 pulgada
enta de Cayena dash

tamina C de los cítricos ayudará a limpiar las fosas nasales. La piña contiene bromelaí
propiedades antiinflamatorias que pueden reducir la hinchazón de los senos paranas
da picante como el jengibre y la cayena también son grandes claros para los senos pa

ntes

· hojas de espinaca

uvas

a ayuda a prevenir el cáncer y es buena para la salud cardiovascular y la salud ocular.

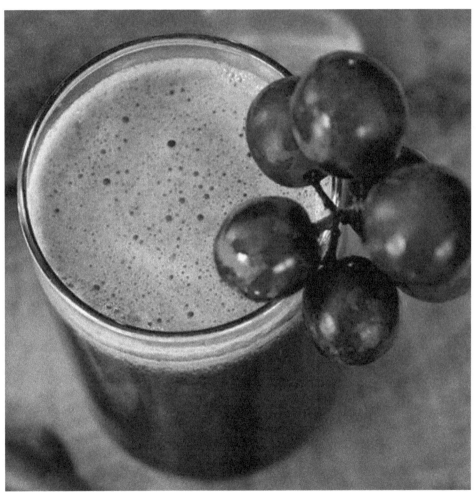

n ideales para la piel, las uñas y el cabello, y las uvas son un excelente antiinflamator

letas de hielo de arándanos-limonada

edientes

ones

nzanas

:as de arándanos

as de agua

ma los limones, manzanas y arándanos, y luego mezcle en el agua. Si lo desea, agreg *de miel o agave para endulzar el jugo. Vierta en moldes de paletas y congele hasta q* *os.*

cas de hielo naranja tropical

ntes

ς

pelados

piña

ayas, de cualquier tipo

dos los ingredientes y luego vierte en moldes de paletas. Congele hasta que esté sólid

elón Zinger Paletas

edientes

de sandía mediana, corteza removida
melón
:a de hojas de menta
ibre de 1 pulgada

ime todos los ingredientes y luego vierte en moldes de paletas. Congele hasta que este

de mango, maíz y frijoles negros

ntes

cortados en cubos
s) puede frijoles negros, escurridos
s) de lata de maíz, drenado
a de cilantro picado
e manzana u otra pulpa de fruta

*e frutas añade sabor y fibra a la salsa casera. Combine todos los ingredientes y sirva c
tas, galletas o verduras frescas.

amburguesas de pulpa vegetariana

e 6 hamburguesas

edientes

onzas) de frijoles negros, enjuagados

aza de zanahoria, tomate, remolacha o pulpa de manzana

aza de quinua, cocinada según las instrucciones

de taza de panko, copos de maíz o avena

nte de ajo

ucharadita de sal

haraditas de comino

evo batido

aliente el horno a 400 °F y forre una bandeja para hornear con papel pergamino. Viert
lata de frijoles negros en un tazón y puré. Agregue la otra mitad, junto con los ingrea
ntes, y mezcle.

ar la mezcla en 6 empanadas y colocar en la bandeja para hornear. Hornee durante u
tos, voltee y hornee otros 10 minutos. Sirva caliente con salsa o sus condimentos favo

fins súper de fibra

a docena de muffins

ntes

:a de azúcar morena O jarabe de arce

e compota de manzana

a de mantequilla derretida o aceite de coco

maduro, machacado

ulpa (manzana, zanahoria, remolacha y/o jengibre es mejor)

harina de trigo integral o arroz integral

e avena enrollada

lita de canela

lita de bicarbonato de sodio

lita de polvo de hornear

e el horno a 375 °F y engrase una lata de muffins de 12 tazas. Batir juntos el huevo, az
arabe de arce, compota de manzana, y mantequilla o aceite de coco. Agregue el pláte
y mezcle.

n separado, mezcle todos los ingredientes secos. Añadir a los ingredientes húmedos y
lo para combinar.

asa entre las tazas de muffins y hornee unos 20 minutos o hasta que las tapas estén
primaverales al tacto.

rbete de pulpa de jugo

edientes

as de pulpa de fruta

tanos maduros

canela, jengibre o nuez moscada (opcional)

gele la pulpa en bandejas de cubitos de hielo y luego pulse en una licuadora o procesac entos, junto con los plátanos y especias. Scoop en cuencos y servir. Las sobras se pued elar de nuevo en bandejas de cubitos de hielo y luego volver a mezclarse para servir.

…ntes

- … pulpa vegetal
- …e semillas de lino o chía (o una mezcla)
- …da de tamari
- …e agua
- … otras especias al gusto

…odos los ingredientes en un procesador de alimentos. Esparce en una hoja de …dor de alimentos o en una bandeja para hornear bien engrasada. Anota en cuadrado… …ar o hornear a 120 °F durante aproximadamente 12 horas, voltear y deshidratar duran… …oras.

lsa vegetariana

edientes

- a de pulpa vegetal
- as de yogur natural
- charadita de cilantro fresco, finamente picado
- charadita de jugo de limón
- cucharadita de sal
- nte de ajo picado (opcional)

cle todos los ingredientes y sirva con galletas, patatas fritas o palos vegetales.

e fruta

ntes

pulpa de fruta
 yogur de vainilla
e almendras en rodajas

a pulpa de fruta y el yogur. Espolvoree con almendras en rodajas y sirva con fruta fres
 o bayas.